AF324360

RAPPORT

FAIT

A LA SOCIÉTÉ ROYALE ET CENTRALE D'AGRICULTURE,

Dans sa séance publique du 9 avril 1820,

SUR LE CONCOURS

Pour des Observations pratiques de médecine vétérinaire;

Par MM. DESPLAS, GIRARD, PERCY, TESSIER, et HUZARD rapporteur.

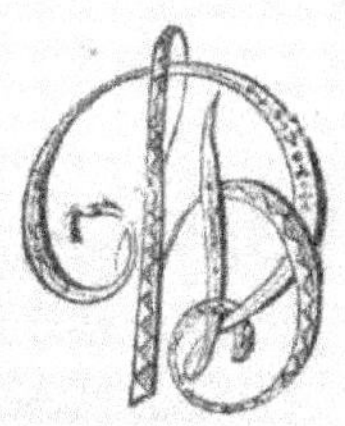

A PARIS,

DE L'IMPRIMERIE DE MADAME HUZARD

(née VALLAT LA CHAPELLE),

Rue de l'Éperon Saint-André-des-Arts, n°. 7.

1820.

RAPPORT

*Sur le concours pour des observations pratiques
de médecine vétérinaire.*

LE zèle et l'émulation continuent à se montrer
dans ce concours parmi MM. les vétérinaires; la
Société se félicite du bien qui peut en résulter
pour la science; elle remercie S. Ex. le Ministre
secrétaire d'État de l'Intérieur, de l'avoir mise à
portée de répandre les bienfaits du Gouvernement sur une partie aussi importante de l'économie agricole, dont elle suit les progrès annuels
avec une véritable satisfaction.

La Société a reçu cette année, pour ce concours, onze ouvrages imprimés, et quatre-vingts
mémoires et observations qui lui ont été adressés
par vingt-huit vétérinaires, dont plusieurs ont
déjà été encouragés par des mentions honora-
bles, par des médailles, ou ont acquis par leur
travail le titre de ses correspondans.

Quel que soit l'intérêt général que présentent
ces mémoires, ils ne sont pas tous également
importans; la Commission a dû suivre dans leur
classement la marche qui lui a paru, jusqu'à pré-
sent, la plus convenable pour les faire connaître.

*

1°. *Ouvrages imprimés.*

1°. M. *Achille Demoussy*, vétérinaire au haras royal de Pompadour, a adressé à la Société l'histoire d'une maladie catarrhale qui a régné en 1808 sur les étalons du haras, et un mémoire sur les chevaux espagnols, suivi d'un coup–d'œil général sur les haras ; ces deux ouvrages alors manuscrits avaient mérité à l'auteur, en 1809, une médaille d'or, de la part de la Société.

2°. M. *Barthélemy* aîné, professeur à l'École royale d'économie rurale et vétérinaire d'Alfort, a publié l'extrait de l'ouvrage italien de médecine pratique par M. *Volpi*, professeur à l'École royale vétérinaire de Milan. M. *Barthélemy* avait lu cet extrait dans les séances de la Société, dont il a été nommé correspondant à la séance publique de l'année dernière.

3°. M. *Hurtrel d'Arboval*, aussi correspondant, à Montreuil-sur-Mer, a adressé une notice sur les maladies qui peuvent se développer parmi les bestiaux pendant les chaleurs et la sécheresse, et pendant les automnes pluvieux et froids ; cette notice lui avait été demandée par M. le Préfet du département du Pas-de-Calais.

4°. M. *Toggia*, vétérinaire en chef de la cavalerie de S. M. Sarde, a fait hommage à la Société

de trois ouvrages qu'il a publiés en 1819: 1°. Sur
la rumination et la digestion dans les animaux :
on trouve à la suite de ce mémoire, très-étendu,
un autre mémoire sur l'hydatide cérébrale du
bœuf et du mouton ; 2°. sur les causes les plus
communes de la cécité, ou de la perte de la vue
dans les chevaux, et sur les moyens de la prévenir : ce mémoire avait été adressé manuscrit
à la Société, qui l'avait distingué dans le concours ouvert sur cette maladie ; 3°. sur l'issue
malheureuse d'une maladie chirurgicale dans un
cheval. La Société a déjà eu occasion de faire
connaître et de récompenser les travaux nom-
breux que M. *Toggia* a publiés sur la vétérinaire.

5°. Notre honorable collègue, M. *de Vindé*,
a fait hommage aux cultivateurs et à la Société
d'un plan, in-folio, contenant la coupe, l'élé-
vation et les détails d'une bergerie, qu'il a fait
exécuter avec beaucoup d'économie dans une
de ses propriétés, à la Celle-Saint-Cloud, département de Seine et Oise.

6°. M. *Huzard fils*, médecin vétérinaire, cor
respondant de la Société, a publié, dans le court
intervalle qui s'est écoulé entre son retour du
Sénégal et le voyage qu'il fait actuellement pour
visiter les écoles vétérinaires et les différens
haras de l'Europe, une seconde édition de l'*Es-*

quisse de Nosographie vétérinaire, qu'il avait publiée il y a deux ans. Cette seconde édition, quoique contenant des augmentations, est susceptible d'en recevoir encore un plus grand nombre par les voyages et par les observations de l'auteur.

7°. M. *Damalix* aîné, vétérinaire à Besançon, aussi correspondant de la Société, lui a adressé des observations, qu'il a publiées sur les haras de la ci-devant province de Franche-Comté, et sur les résultats avantageux que peut donner le dépôt royal d'étalons de Besançon. M. *Damalix* a déjà publié plusieurs bons mémoires sur les haras de son pays.

8°. M. *Guillame*, vétérinaire à Issoudun (Indre), a fait présenter à la Société des observations pratiques de médecine vétérinaire sur les maladies des bêtes à laine, qui ont été imprimées dans les *Annales de l'Agriculture;* dans la maladie (l'entérite) qui fait l'objet de ce mémoire, il est mort un animal malade sur trois.

2°. *Correspondans.*

Ceux de MM. les vétérinaires auxquels la Société a accordé précédemment le titre de correspondant, se sont empressés de le justifier en lui adressant de nouveaux mémoires; nous venons de voir que plusieurs lui ont aussi fait hommage d'ouvrages imprimés.

1°. M. *Diétérich*, professeur à l'École royale vétérinaire de Berlin, son correspondant étranger, lui a adressé une traduction française d'un mémoire allemand de *Beckmann*, sur l'origine de la ferrure des chevaux, qui est inséré dans le tome III de son Histoire des inventions et découvertes, publiée à Leipsic en 1792.

2°. M. *Cros*, aussi correspondant étranger, aujourd'hui à Milan, lui a fait passer une suite de neuf observations de pratique sur l'esquinancie, la pleurésie, quelques maladies de l'utérus et des voies urinaires dans les vaches; sur l'avortement dans la jument, suivi de la mort; sur la rupture de l'estomac, et sur l'inoculation de la gourme, dont nous avons déjà eu occasion de parler, et qu'il croit propre à prévenir la fluxion périodique; M. *Cros* avoue, avec une bonne-foi que nous n'avons pas souvent eu occasion de faire remarquer dans nos rapports, qu'il s'est trompé sur une maladie qu'il a cru être pulmonaire, et qu'il a reconnu être due à une tumeur dans l'arrière-bouche, après avoir fait abattre la vache qui en fait l'objet.

3°. M. *Rodet* fils, vétérinaire en chef des hussards de la garde royale, a adressé à la Société,

1°. une suite d'expériences sur le traitement de la morve par les effets combinés de la méthode mercurielle, de la diète et de l'emploi des acides minéraux; 2°. essai de l'emploi du muriate de baryte dans la même maladie; 3°. suite d'observations pratiques sur plusieurs maladies du cheval, entre autres sur une concrétion calcaire considérable trouvée dans le foyer d'un ancien trombus de la jugulaire; sur l'amputation du pénis; sur des ophthalmies chroniques; sur un catarrhe chronique du système pituitaire, suivi du farcin; sur la maladie des chiens, etc.; 4°. exposé succinct de l'emploi intérieur du sous-carbonate de potasse dans les maladies chroniques du système lymphatique. Plusieurs des observations de M. *Rodet* méritent d'être publiées; nous l'invitons à continuer ses expériences sur la morve, et à les faire connaître aux vétérinaires par la voie de l'impression, pour être répétées et appréciées convenablement.

4°. M. *Barthélemy* aîné, que nous avons déjà nommé, a lu, dans une de nos séances, l'histoire d'une jument affectée du cornage, au point de ne pouvoir être exercée sans être menacée de suffocation, qui travaille depuis deux années en respirant par un large tube que l'on a introduit au moyen de la bronchotomie dans la trachée-

artère, et qui suffit ainsi à tous les travaux ordinaires. M. *Barthélemy* va publier l'histoire de
cette maladie intéressante par ses résultats avantageux, et de l'opération qui l'a suivie.

5o. M. *Damalix* aîné, que nous avons déjà
aussi nommé, a fait remettre à la Société une
bonne notice sur le bétail rouge, et sur les
épizooties dans son département (le Doubs). La
première notice fera partie d'un travail général
dont nous allons bientôt parler.

6o. Le mémoire très-bien fait, que M. *Ma-
thieu*, médecin vétérinaire, à Epinal (Vosges),
a rédigé sur la statistique bovine de son arrondissement, est dans le même cas.

7o. M. *Masson*, inspecteur-général des halles
et marchés, à Paris, et correspondant de la
Société, lui a adressé des notes intéressantes sur
la ladrerie des porcs, et sur les départemens
où cette maladie est plus fréquente parmi ces
animaux.

3°. *Statistique bovine.*

La Société a reçu plusieurs mémoires intéressans, outre ceux de ses correspondans dont
elle vient de parler, sur cette partie de la vétérinaire; S. Ex. le Ministre secrétaire d'État de
l'intérieur ayant demandé, par une circulaire,

des renseignemens à MM. les préfets, sur les moyens d'améliorer les races de cette espèce d'animal domestique, encore si peu connues en France des naturalistes et des économes, il était tout naturel que MM. les préfets s'adressassent aux vétérinaires bien à portée de les étudier sous tant de rapports; mais tous ces mémoires devant être réunis pour former un travail général, la Société n'a pas cru devoir prendre l'initiative sur ceux qui lui sont adressés; elle se borne aujourd'hui à en faire connaître les auteurs, en attendant que le résultat en soit publié, bien persuadée que la justice du Gouvernement distinguera ceux qui le méritent plus particulièrement.

1°. M. *Tissot*, vétérinaire à Poligny, lui a adressé un mémoire très-étendu sur la statistique bovine de son arrondissement, département du Jura, pays fécond en troupeaux et en élèves de bêtes à cornes.

2°. M. le préfet de la Charente-Inférieure a fait passer à la Société un mémoire détaillé de M. *Mullon*, vétérinaire à Surgère, sur l'éducation et l'amélioration des bêtes à cornes dans son pays.

La Société a déjà eu occasion de faire connaître et d'encourager les travaux de ces deux vétérinaires, dans ses séances des années précédentes.

3°. MM. *Lacroix*, père et fils, vétérinaires à Poitiers, ont également répondu à la circulaire de S. Ex., et à l'appel que leur a fait M. le préfet de la Vienne ; ils ont adressé à la Société le mémoire qu'ils ont rédigé sur cet objet, qui, comme les précédens, contient des observations et des détails bien propres à éclaircir cette partie de l'histoire naturelle de nos animaux domestiques.

4°. *Mémoires.*

I.

1°. M. . . . . . . vétérinaire et régisseur de la poste aux chevaux, à la Bussière, département du Loiret, a adressé une observation sur une indigestion qui a affecté les chevaux pendant son séjour en Espagne, et dont il n'a triomphé qu'au moyen des saignées, de l'eau salée en boisson et des bains froids. Cette observation est trop précise et manque de détails.

2°. M. *Petit*, vétérinaire à Chalons-sur-Marne, a fait passer des notes sur un troupeau métis au quatrième et cinquième croisement, ainsi que de beaux échantillons de la laine de ces métis ;

de pareils échantillons doivent bien encourager l'amélioration des bêtes à laine en France.

3°. M. *Forgue*, vétérinaire et docteur en médecine de la Faculté de Paris, a adressé un mémoire sur la théorie des concrétions des fluides animaux dans les viscères, et sur la génération des tubercules ; quel que puisse être le mérite de ce mémoire, il est trop étranger au concours et au but de la Société, pour que MM. les Commissaires aient dû s'en occuper.

4°. M. *Berbier* fils, vétérinaire à Porentruy, canton de Berne, dont la Société a déjà eu occasion d'encourager les travaux, a adressé deux observations : l'une sur une induration du foie dans une génisse, qui s'est terminée par la mort ; l'autre sur la guérison d'une fracture du crâne dans un jeune veau de dix mois, au moyen d'un appareil poixeux ou agglutinatif.

5°. M. *Vilpelle*, vétérinaire à Montereau, département de l'Yonne, a adressé un opuscule sur la maladie des chevaux, connue sous le nom d'*eaux aux jambes* : il ne paraît pas avoir connu ce qui a déjà été écrit sur cette affection cachectique. Son mémoire ne contient rien de pratique.

6°. M. *Chanal*, vétérinaire de la gendarmerie royale, à Paris, a fait passer un rapport sur les causes qui ont donné lieu à un grand nombre de maladies parmi les chevaux de la première compagnie de ce corps, caserné rue Mouffetard. Ce rapport intéressant aurait été susceptible de plus de développement.

7°. M. *Mirey*, vétérinaire à Cheny, département de l'Yonne, a adressé des observations sur le claveau et sur les avantages de son inoculation; la Société l'invite à continuer ses utiles observations, qu'elles s'empressera de faire connaître.

8°. M. *Verrier* (*Pierre-Joseph*), vétérinaire à Douai, département du Nord, a adressé des notes sur la morve, sur sa contagion, sur les suites de la castration, sur une fièvre inflammatoire avec rétention d'urine, etc. Ces notes, trop incomplètes pour pouvoir être utiles, sont le chant du cygne. M. *Verrier* est décédé depuis leur envoi; il était parent de M. *Verrier*, mort professeur à l'École vétérinaire d'Alfort; il était décoré de la médaille de pratique que la munificence de Louis XVI a accordée à quelques-uns de nous.

II.

1°. M. *Glandus*, vétérinaire à Meillan, département de la Corrèze, a donné la description détaillée d'une fièvre charbonneuse enzootique qui a régné pendant l'été de 1818 sur les animaux, principalement sur les bêtes à cornes de sa commune. Il a failli en être lui-même la victime, s'étant blessé légèrement à la main lors de l'ouverture d'une vache, et ce n'est qu'au moyen de soins très-multipliés qu'il est parvenu à arrêter le développement du charbon sur son bras.

2º. M. *Bilange*, capitaine à l'escadron du train d'artillerie de Metz, a adressé un mémoire bien fait, suivi d'un tableau précis sur la meilleure manière de signaler les chevaux, sur-tout pour les corps de cavalerie ; la Société invite M. *Bilange* a publier son mémoire et son tableau, qui peuvent être fort utiles, en faisant disparaître le vague qui règne encore sur cette partie de la connaissance extérieure des animaux.

3º. M. *Rainard*, professeur à l'École royale vétérinaire de Lyon, a trouvé dans les intestins et dans l'estomac d'une jument destinée aux opérations, et a adressé à la Société, des larves que notre confrère M. *Bosc* a examinées, et qu'il croit appartenir au genre *conops*, ou au genre *myope* qui en diffère fort peu ; mais comme il est difficile de juger de l'insecte parfait sur la vue de la larve, et que la présence de celle-ci dans les intestins du cheval n'a pas encore été observée, la Société invite M. *Rainard* à suivre ses recherches sur cet objet, lorsque l'occasion s'en présentera, et à les lui communiquer.

Le même professeur a traduit l'ouvrage italien de M. *Toggia*, sur un cas de chirurgie dont l'issue n'a pas été heureuse, et l'a adressé à la Société, qui déjà a eu occasion de faire connaître les travaux de M. *Rainard* sur d'autres points de la vétérinaire.

III.

1°. M. *Sajous*, médecin vétérinaire à Tarbes, département des Hautes - Pyrénées, a fait remettre à la Société plusieurs mémoires : 1°. sur une phlegmasie pulmonaire et intestinale qui s'est manifestée sur les porcs, dans le premier arrondissement du département, pendant les fortes chaleurs de l'été de 1818, et qui a détruit la moitié des troupeaux : l'autre moitié a été conservée par la saignée, les délayans nitrés, les plantes chicoracées cuites ; 2°. sur une phlegmasie de poitrine sporadique, qui fait des ravages annuels parmi les bêtes à cornes, et dont le traitement n'est pas toujours heureux ; les mesures de police sont plus efficaces ; 3°. des observations sur une fièvre charbonneuse qui s'est manifestée en 1818 sur les bêtes à cornes de son canton, et dont il a triomphé par les

moyens ordinaires ; 4°. sur une fracture du ra-
chis dorsal pendant l'opération de la castration
et par la seule contraction musculaire: M. *Sajous*
s'est trompé sur la cause de cette fracture ;
5°. sur une blennorrhagie qui s'est manifestée
sur les étalons, chevaux et baudets , et, par contagion, sur les jumens, à la suite de l'emploi
inconsidéré de la poudre de cantharides, en
1800, 1801 et 1808, et qui en a détruit plus de
quatre-vingts dans la vallée d'Azun et à Camalès,
canton de Vic. Cette observation intéressante a
déjà été publiée par extrait dans le *Journal général de la Société de Médecine de Paris*, tome 69,
page 180 et suivantes, sur le rapport de MM. *Bur-
din* et *Dupuy*, ce dernier, professeur à l'École
royale vétérinaire d'Alfort, avec l'observation
sur la phlegmasie des porcs.

2°. M. *Santin*, vétérinaire à Dourgne, département du Tarn, a envoyé : 1°. un mémoire sur
l'opération de la taille dans le bœuf; 2°. un autre
mémoire sur la fièvre charbonneuse qu'il a observée sur les mêmes animaux dans lesquels elle
se montre annuellement ; 3°. des observations
sur la rupture de la vessie dans cet animal;
4°. sur un clou de rue avec épanchement de sy-
novie. Les premières de ces observations présentent des détails intéressans et encore peu

connus. Déjà la Société a eu occasion de faire remarquer les travaux de M. *Santin* dans une de ses séances précédentes.

3°. M. *Guillame*, que nous avons déjà nommé dans les ouvrages imprimés, s'occupe toujours avec zèle des maladies des bêtes à cornes et à laine, et des avantages de l'inoculation du claveau; il a adressé à la Société le détail des maladies qu'il a observées sur ces animaux et sur les porcs, pendant l'année 1818; il a inoculé pendant cette année, et pendant le premier semestre de 1819, près de cinq mille moutons, sur le nombre desquels il n'en a perdu que quatorze par l'effet de l'inoculation; il en était mort cent vingt-neuf par l'effet du claveau naturel. Il a joint des tableaux bien faits de ses diverses opérations, et des résultats qu'il a obtenus.

4°. M. *Morand*, médecin vétérinaire à Versailles, département de Seine et Oise, a adressé à la Société huit observations de pratique : sur un sarcocèle; sur une plaie avec déchirement des tendons fléchisseurs au boulet; sur un engorgement gangreneux à la langue; sur un javart cartilagineux; sur une tumeur carcinomateuse; sur une fièvre bilieuse adynamique dans un cheval; sur des coliques, et sur une hémiplégie dans un cheval espagnol. Cette dernière maladie, assez rare dans nos animaux domestiques, a été suivie de la mort. Il est fâcheux que la pratique étendue de M. *Morand* ne lui permette pas de donner à ses observations tout le complément dont elles seraient susceptibles.

La Société a déjà distingué par une mention honorable, les travaux de MM. *Guillame* et *Morand.*

IV.

1°. M. *Lionnet*, vétérinaire à Saulieu, département de la Côte-d'Or, a adressé un mémoire qui renferme l'exposé des accidens survenus par suite de la distribution de la viande d'un bœuf mort du charbon, et des détails de l'affaire judiciaire à laquelle cette distribution a donné lieu. Le mémoire de M. *Lionnet* est écrit avec impartialité, ses réponses aux questions qui lui ont été faites par M. le juge de paix de Saulieu sont rédigées avec sagesse et peuvent être proposées pour modèle aux autres vétérinaires. Il résulte de cette observation, que plusieurs personnes qui ont touché immédiatement les dépouilles, le sang ou la chair du bœuf, ont été affectées de la pustule maligne; que quelques-unes en sont mortes, mais qu'aucune de celles qui ont mangé de cette viande n'a été malade; en confirmant ce que l'on sait déjà, il n'en paraît pas moins important de ne pas perdre de vue le danger qui peut résulter du contact des débris d'animaux morts de maladie, et il est nécessaire d'en remettre souvent les exemples sous les yeux de la multitude, pour empêcher les récidives que l'intérêt particulier ne rend encore que trop fréquentes. Le mémoire de M. *Lionnet* sera publié.

2°. M. *Courbebaisse*, vétérinaire à Aurillac, département du Cantal, a remis un mémoire qu'il a rédigé conjointement avec M. *Raconat*, médecin vétérinaire, son gendre, sur la nature des fourrages de son département, et sur les cantons qui fournissent les meilleurs, en réponse à des questions qui avaient été adressées par S. Ex. le Ministre secrétaire d'état de l'Intérieur; ce mémoire contient des remarques précises et judicieuses, dont M. le préfet a reconnu la justesse dans une lettre jointe au mémoire, et dont S. Ex. le Ministre secrétaire d'État de l'Intérieur a remercié les auteurs par une autre lettre également jointe.

M. *Courbebaisse* a déjà plusieurs fois adressé des mémoires à la Société, qui en a fait mention dans ses séances; il a été long-temps à la

tête d'une École vétérinaire départementale,
dans laquelle il a fait de bons élèves qui sont
venus suivre les cours avec beaucoup de fruit
aux Écoles de Lyon et d'Alfort. Il a bien mérité
de la science.

V.

M. *Rhodès*, vétérinaire à Plaisance, département du Gers, a fait passer à la Société une
suite de douze observations de pratique les
plus intéressantes de celles qu'il a été à portée
de remarquer pendant l'année 1819: 1°. Sur des
évacuations sanguines naturelles, dont la sup-
pression accidentelle a failli être funeste à un
mulet; 2°. sur le déplacement du muscle ischio-
tibial externe dans un poulain; 3°. sur un cheval
qui était dans l'impossibilité de baisser la tête
plus bas que ses genoux, et par conséquent de
pouvoir boire, et sur-tout pâturer sans de grandes
difficultés; 4°. sur une maladie vermineuse qui
avait donné lieu à un appétit vorace dans une jument, et qui fut suivie de coliques et de la mort;
on trouva, à l'ouverture, outre une grande quan-
tité d'œstres, de strongles et d'ascarides, dans
l'estomac et dans le colon, plusieurs kilogrammes
de sable et de gravier dans ce dernier intestin;
5°. sur un tic particulier dans un bœuf; 6°. sur
un taureau qui eut l'œil crevé par une branche

d'arbre, avec épanchement des humeurs, hernie de l'humeur vitrée et affaissement du globe, qui, néanmoins, a été parfaitement guéri en trois semaines et a conservé la vue; 7°. sur une hydropisie cellulaire de la cavité orbitaire, dans une génisse et dans un bœuf de dix ans, guérie par la ponction et par les résolutifs; 8°. et 9°. sur des affections cutanées dans quelques bœufs; 10°. sur une indigestion laiteuse, dans un veau, occasionnée par le trèfle et la folle avoine données en fourrage, concurremment avec le trayon; 11°. sur une vache affectée de fréquens accès d'épilepsie, périodiques et réguliers, à la suite de la luxation des coccygiens supérieurs : cette luxation a eu lieu lors de la monte; le taureau très-vigoureux se cabra, et retomba de tout son poids sur la croupe où la queue de la vache était maintenue; 12°. sur un bœuf de quatre ans qui mourut à la suite d'attaques d'épilepsie que l'on regardait comme dues à des travaux forcés, à l'ouverture duquel on trouva une hydropisie du canal rachidien, dans laquelle nageaient une douzaine de vers encore vivans, semblables aux échinorynques; M. *Rhodès* a envoyé le dessin, et les vers eux-mêmes dans un flacon. Toutes ces observations présentent beaucoup d'intérêt.

VI.

M. *Achille Demoussy*, que nous avons déjà cité dans les ouvrages imprimés, a adressé à la Société deux bons mémoires : 1°. sur l'entérite, ou colique inflammatoire nommée vulgairement tranchée rouge, et sur les différentes coliques auxquelles le cheval est exposé; 2°. sur le pemphigus qui a régné en 1818 sur les étalons et les poulains du haras de Pompadour; vingt-un étalons en ont été attaqués, aucun n'est mort; cette maladie n'a pas été étrangère aux habitans du pays. A la suite de ce mémoire on en trouve un sur l'épizootie qui a affecté les bêtes à cornes de quelques communes du département de la Corrèze, en 1818; cette maladie est la même que celle décrite par M. *Glandus,* et dont nous avons parlé. M. *Demoussy* considère ces deux maladies sous le rapport de l'influence atmosphérique qui agit simultanément de diverses manières, et en même temps sur l'homme et sur les animaux.

Les mémoires de M. *Demoussy* renferment de bonnes observations, et peuvent être médités avec fruit par les vétérinaires.

Résumé.

1°. La Société fait mention honorable des mémoires de

MM. *Glandus*, vétérinaire à Meillan, département de
   la Corrèze;

Bilange, capitaine du train d'artillerie, à Metz,
   département de la Moselle;

Rainard, professeur à l'École royale d'économie
   rurale et vétérinaire de Lyon, département du
   Rhône, dont la Société a déjà précédemment
   mentionné les travaux.

2°. Elle accorde un exemplaire du *Théâtre
d'Agriculture d'*OLIVIER DE SERRES, 2 vol. in-4°.,
de l'édition qu'elle a publiée, à

MM. *Sajous*, médecin vétérinaire à Tarbes, département
   des Hautes-Pyrénées;

Santin, vétérinaire à Dourgne, département du
   Tarn, dont la Société a déjà encouragé les travaux dans ses séances précédentes;

Guillame, vétérinaire à Issoudun, département
   de l'Indre;

Morand, médecin vétérinaire à Versailles, département de Seine-et-Oise. La Société a déjà fait
   mention honorable des travaux de ces deux vétérinaires dans sa séance publique de 1819.

3°. Elle donne une médaille d'argent à

M. *Lionnet*, vétérinaire à Saulieu, département de
   la Côte-d'Or;

M. *Courbebaisse*, vétérinaire à Aurillac, département
du Cantal, dont la Société a déjà fait mention
des travaux.

4°. Une médaille d'or à l'effigie d'*Olivier de
Serres*, à

M. *Rhodès*, vétérinaire à Plaisance, département du
Gers, qui a obtenu une médaille d'argent dans sa
séance publique de l'année dernière.

5°. Enfin, elle accorde le titre de son correspondant à

M. *Demoussy*, vétérinaire au Haras royal de Pompadour,
département de la Corrèze, auquel la Société a déjà
accordé successivement deux médailles d'or dans
ses séances publiques de 1809 et de 1815.

Elle continue le concours.

––––––

Les Mémoires et Observations seront reçus jusqu'au
1er. mars de chaque année. Les auteurs peuvent mettre
leurs noms à leurs écrits.

Les Mémoires seront adressés, franc de port, ou sous
le couvert de S. Ex. le Ministre Secrétaire d'État de l'intérieur, à l'une des adresses suivantes :

A M. Silvestre, secrétaire perpétuel de la Société
royale et centrale d'Agriculture, au Ministère de l'intérieur; ou à M. Huzard, inspecteur général des Écoles
royales vétérinaires, à Paris.